——口腔正畸医学科普——

牙齿矫正知多少

闫伟军 关 玲◎著

临床篇

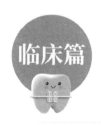

U0285338

中国纺织出版社有限公司

图书在版编目（CIP）数据

牙齿矫正知多少.临床篇／闫伟军，关玲著.--北京：中国纺织出版社有限公司，2023.5
ISBN 978-7-5229-0088-9

Ⅰ.①牙…　Ⅱ.①闫…　②关…　Ⅲ.①口腔正畸学—普及读物　Ⅳ.①R783.5-49

中国版本图书馆CIP数据核字（2022）第219778号

责任编辑：茹怡珊　李翊萌　责任校对：高　涵　责任印制：储志伟

中国纺织出版社有限公司出版发行
地址：北京市朝阳区百子湾东里A407号楼　邮政编码：100124
销售电话：010—67004422　传真：010—87155801
http://www.c-textilep.com
中国纺织出版社天猫旗舰店
官方微博 http://weibo.com/2119887771
三河市宏盛印务有限公司印刷　各地新华书店经销
2023年5月第1版第1次印刷
开本：880×1230　1/32　印张：5
字数：40千字　定价：45.00元

前言

口腔正畸专业　医学科普
(临床篇)

爱美之心，人皆有之。随着社会的发展，人们对面部容貌的关注也在不断增加，一个美丽、富有亲和力的笑容必然需要一口洁白整齐的牙齿。

口腔正畸学就是一门致力于让人们的笑容变得更加美丽的学科。口腔正畸学作为口腔医学的一个分支，通过正畸治疗各种错𬌗畸形，错𬌗畸形通常表现为老百姓口中的牙齿"里出外进""龅牙""兜齿"或"地包天"等，不仅会影响颌骨发育、口腔的健康和功能，还会影响容貌外观，严重时还可能造成患者的心理和精神障碍。

但我在口腔正畸临床诊疗中发现，大多数患者对什么是错𬌗畸形，以及如何正确判断、预防错𬌗畸形并不十分清楚，对于一些需要拔牙或手术的治疗方案，患者的认同度也不高，很多人存在认识误区，究其原因还是人们对正畸治疗的认识度不够，甚至存在一些误解。因此，本书首先用情景再现的形式，针对患者的具体疑问，以通俗易懂的语言进行详细解答。然后对相关问题进行深入浅出的总结归纳。让大家初步了解究竟什么是口腔正畸，什么是错𬌗畸形，从而科普大众。这不仅有利于患者自行判断和预防错𬌗畸形的发生，初步了解正畸治疗的时机和疗程，达到及时就诊并请医生进行干预和治疗的目的，同时也能够帮助患者在治疗过程中与正畸科医生进行良好的沟通和配合，便于临床正畸医生开展正常诊疗，减少患者因不理解而不能接受治疗方案的情况发生。

闫伟军　关　玲

2022年夏

目 录

CONTENTS

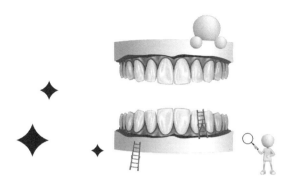

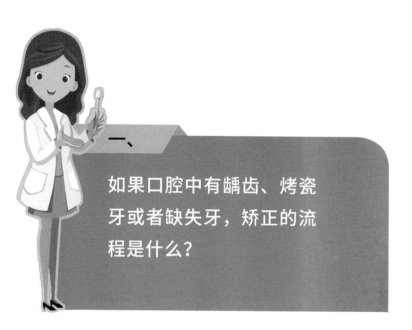

一、

如果口腔中有龋齿、烤瓷牙或者缺失牙，矫正的流程是什么？

（一）情景再现

患者： 医生您好，我感觉我的牙不齐，笑起来也不好看，想做一下正畸。

 医生： 好的，请躺在牙椅上，我检查一下。你的磨牙，也就是后面大牙有几颗都坏了，好在坏得不深，需要填充一下。而且其中一个还做了烤瓷冠，我看冠的边缘有点发黑（见图1）。我碰的这几颗牙疼吗？

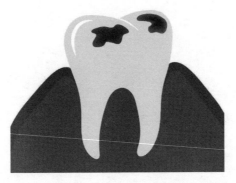

图 1　口内龋坏的牙齿

患者： 别的都没什么感觉，但是戴冠的那颗牙有时候会疼，以前治疗它时伤过神经。这颗牙最近没吃什么硬东西自己也会疼，有时候咬东西感觉很不舒服。

医生： 你要是想做正畸的话，这几颗牙都需要去牙体牙髓科治一下，把洞堵一下。尤其是戴烤瓷冠这一颗，可能是有根尖周炎，需要拍一张片子好好检查一下。另外，你的牙齿拥挤还比较严重，可能需要拔牙。

患者： 医生，我的牙齿情况不好，会不会影响治疗啊？

医生： 是这样的，烤瓷冠粘接托槽的话，确实是比在真牙上粘更容易脱落一些，平时吃饭的时候需要小心一些。如果不小心掉了，我可以给你重新粘接。总的来说，只要是这几颗牙在正畸治疗前得到了完善的治疗，一般是不会有什么大问题的。

患者： 谢谢医生，那我先去补牙，把

您说的这些问题都处理好再来
找您。

医生：好的，另外要提醒你的就是，
戴上牙套之后一定要更注意口
腔卫生。你现在的口腔卫生就
保持得不太好，如果戴上牙套
以后还是这样的话，那你患龋
齿和牙周炎的概率会比正常人
高很多，即使牙齿矫正齐了，
摘了牙套之后留下满嘴蛀牙也
是非常不美观的，更不利于你
口腔健康的维护。

患者：好的医生，我以后一定多多注
意好好刷牙，十分感谢您的
解答！

（二）总结

龋齿、安装烤瓷牙、牙缺失的患者这样接受正畸治疗

现代人由于食物的精细程度较高以及口腔卫生维护不佳，龋病、牙髓病及根尖周病等牙体硬组织疾病患病率较高，其治疗常需要进行牙体缺损的修复，如烤瓷冠、全瓷冠等。牙体缺损严重者的患牙不能保留，拔除后会导致牙列缺损。对于有上述情况的患者，如果有进行正畸矫正的意向和需求，那么该如何进行矫正？此类患者的正畸流程是什么？

对于龋损范围不大者可以对患牙进行充填治疗，缺损严重者可以使用嵌体保留唇面牙体组织来进行托槽的粘接。

对于成人正畸存在烤瓷牙等修复体者，也可以进行托槽的粘接，但相对于天然牙，在瓷修复体上粘接托槽较容易脱落，一般可以使用氢氟酸酸蚀增大表面积的方法来提高粘结强度。

牙列缺损包括先天性牙列缺损和后天性牙列缺损，先天性牙列缺损会导致覆𬌗覆盖异常、中线不对称、牙量骨量不调等问题；后天牙列缺损一般会导致牙列拥挤，中线偏斜，邻牙倾斜，对颌牙伸长等问题，这些都需要及时修复治疗。

目前正畸与修复的联合治疗十分常见，

修复体不仅要满足美观的要求，还要满足功能上的需要，与牙列整体相协调，从而使患者获得美观和功能兼顾的最佳修复效果。对于牙列缺损者，可以关闭前牙的散在间隙，集中后牙区的间隙，解除牙列的轻度拥挤，纠正扭转和倾斜的基牙，在开辟修复间隙的同时去除病理性的𬌗因素，这些处理措施有利于修复体在口内的长期稳定。

对于缺失牙过多的情况，可以进行种植牙治疗。以下是常规的正畸治疗流程：

1. 初诊

由正畸医师初步检查患者是否需要正

畸治疗，指出目前存在的问题以及矫治的预期效果。确定进行正畸治疗后采集资料，拍摄口腔全景 X 光片（通常包括曲面断层片和头颅侧位片）。医师还需要拍摄正畸面像以及口内像，并制作记存模型，用于矫治方案的设计以及治疗后的效果对比。

2. 确定方案

与正畸医师详细讨论存在的问题和治疗方案，是否需要拔牙、拔哪些牙、使用什么材料、最终疗效如何、疗程将持续多长时间、费用是否合理，最终制订双方满意的治疗方案，并签字存档。这是正畸治疗中非常关键的步骤。

3. 口腔检查

由专业医师进行全面的口腔检查，如果存在龋齿，在完成龋病治疗后才能进行正畸治疗。如果存在牙周病，轻症患者应在牙周炎得到控制后才能进行正畸治疗。如有较严重的牙结石，一般会建议先进行洗牙等洁治措施，以防止牙结石阻碍牙齿移动或牙周疾病加重，从而导致正畸治疗不得不中断，影响疗效。

4. 拔牙

部分患者需要按照医生制订的方案，分批次进行拔牙，正畸拔牙一般需要拔除

2～4个，大多为前磨牙；部分患者，比如存在阻生智齿影响正畸治疗，以及有特殊治疗需要的患者，拔牙数目可能会更多。

5. 分牙

分牙有时是与拔牙同时进行的，有时则是在拔牙后进行。分牙一般是用分牙圈套在上下颌后牙之间，大概需要1周。该步目的是给正畸带环的安放提供空间。患者分牙后可能会出现牙齿酸痛，不敢咬合的情况，此为正常现象，一般2～3天后即可缓解。

6. 戴牙套

一般分牙完成后就可以进行托槽粘接，以及弓丝及其他附件的加载。

7. 复诊

一般是4～6周复诊一次，具体时间需要与医师约诊。

8. 橡皮圈的应用

一般来说，牙齿的排齐所需时间长短受牙齿移动快慢和医生技术方面因素的影响。一般1个月左右，患者能够感知出一些变化，6个月左右基本就会排齐。一般在排齐以后关闭拔牙间隙，在关闭间隙的不同阶段会应用不同型号的橡皮圈。橡皮圈在进食时应摘下，每日按正畸医师的要求更换一次。

9.调型定型

通常在关闭拔牙间隙的同时调整中线，一般中线的调整与关闭间隙可以同时完成。部分患者可能本身存在牙齿缺失，中线不对称，因此中线并不会完全整齐，但只要不是过度偏斜就不会影响美观。在保持一段时间后即可拆除矫治器。

10. 修复种植治疗

正畸结束后可以对剩余的间隙进行修复治疗。

11. 保持器

由于牙齿在移动后仍然有退回到原来位置的倾向，因此患者应在矫治结束后坚持佩戴保持器。一般来说，除部分保持器需永久佩戴外，大部分活动保持器在矫治结束后的前半年应全天佩戴，后期可以仅晚间佩戴。

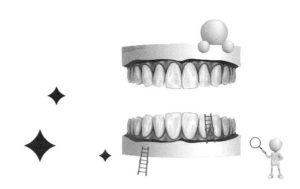

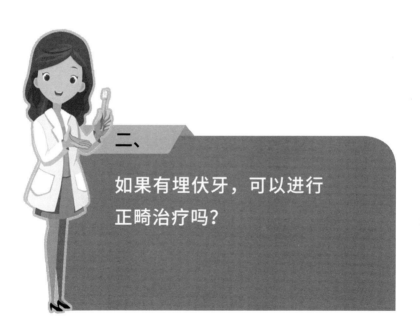

二、

如果有埋伏牙，可以进行
正畸治疗吗？

（一）情景再现

患者： 医生您好，我前段时间带孩子去诊所补牙的时候，医生说他少了一颗右上尖牙，我想问一下这种情况怎么办？能通过矫正让这颗牙长出来吗？

医生： 好的，请让孩子躺到牙椅上，让我检查一下。根据您说的这个情况，可能确实是右上尖牙的埋伏阻生，通俗来说就是牙没长出来，还埋在骨头里，想要确诊的话还需要拍 X 光片来看一看。

这样，您先去挂一个影像科的号，拍摄一个曲面体层片，然后我再给您看一下。

患者：医生，这是我孩子的片子，您看看。

 医生：片子上看确实是尖牙埋伏阻生了，好在这颗牙的位置并没有伤害到旁边邻牙的牙根，可以把它牵引出来（见图2）。

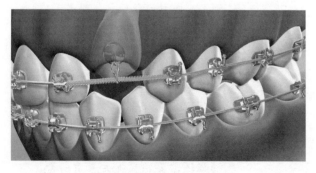

图2 埋伏尖牙的正畸牵引治疗

患者： 我也感觉孩子现在的牙齿不太对劲，没想到是缺了颗虎牙。但是牵引的话是不是会很麻烦，疼不疼啊？手术有没有什么风险？

医生： 现在开窗牵引尖牙的技术比较成熟，我们正畸医生也遇到过很多病例，开窗后进行常规正畸就可以了。您请放心，不会很疼的，到时候会给孩子打麻药，麻药劲儿过了会有一点疼，但是几小时后就不疼了。虽然孩子手术前会有哭闹，但是大多都能很顺利地完成手术。至于风险问题，不论是大手术还是小手术都会有风险的，但是对于这种手术来说风险是很小的。有很多比他年纪还小的孩子也都成功完成了手术。

患者：谢谢医生，那我就放心了。准备

正畸的话，还需要做什么？

医生：如果您决定治疗的话，一会儿需

要给孩子取个模型，拍照，拍一

张头影测量的片子。接下来我会

根据这些制订一下治疗方案，然

后给孩子上半口戴上牙套，先把

牙齿简单进行排齐，也方便以后

的牵引。一段时间之后就可以开

窗做手术了，具体什么时候我会

通知您。

患者：好的，谢谢医生！

（二）总结

埋伏牙患者这样接受正畸治疗

埋伏牙通常是指已经过了萌出期，但在颌骨组织中仍未萌出的牙齿。很多患者及患者家长可能会忽视这个问题，因为年龄较小的患者和经验不足的家长就诊意识较弱，可能仅通过常规体检拍摄 X 光片或者 CT 等影像手段才偶然发现，或在进行其他口腔疾病治疗时被口腔医生告知。目前大众对于埋伏牙的认知一般较为模糊，对该类情况能否进行正畸治疗抱有疑虑。其实，现如今埋伏牙的牵引正畸治疗已经相对成熟，大多数埋伏牙可以通过正畸牵引的方法使其萌出（见图3）。

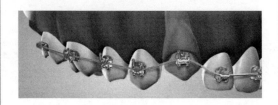

图3　主弓丝矫治示意图

　　一般的埋伏牙阻生病例主要出现在尖牙以及第三磨牙（智齿），也存在中切牙以及前磨牙的阻生。埋伏牙的出现与生长发育中牙齿牙列的拥挤、口腔不良习惯、乳恒牙的早失早萌、萌出顺序紊乱以及牙量骨量不调等因素有关，若早期未能进行及时干预的话就需要进行正畸治疗。

　　智齿的埋伏阻生比较常见，一般在没有磨牙缺少或需要补位时，只要拔除就可以进行常规正畸治疗。如果患者为侧切牙、尖牙的埋伏阻生，没有其他严重的牙列问题且面型理想的话，诊断及治疗的重点就在于评价阻生尖牙及邻牙的健康情况，是否有牵引的可能性以及牵引的困难程度。通常可以使用片段弓技术以及对唇侧开窗来暴露尖牙进行连接牵引，当尖牙离开切牙牙根部后，就可以将其纳入牙列中，常规使用固定矫治器进行矫治。对于比较严重的尖牙阻生，可以应用 CBCT（cone beam computer tomograph，锥形束 CT）进行辅助诊断，如果尖牙有保留价值，也可以在牵引后进行正畸治疗。

对于尖牙，我们一般希望能够得到保留，因为一般尖牙牙根长大，有支撑口角的作用，对面容的美观以及维持软组织侧貌都有着较大的作用。除此之外，建立尖牙中性关系是建立正常覆𬌗覆盖的前提，也是建立平衡、稳定、美观牙合关系的先决条件。但是如果阻生牙的根尖出现囊肿、肿瘤等病变，在不能保留的情况下，可以选择拔除以及术后正畸和修复治疗。还有一些情况是对于上中切牙阻生的病例，我们可以拔除阻生牙，利用侧切牙来代替中切牙，并进行尖牙改型，其中侧切牙可以使用烤瓷冠修复形态。

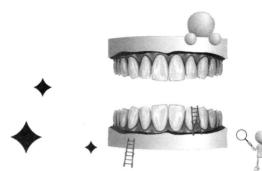

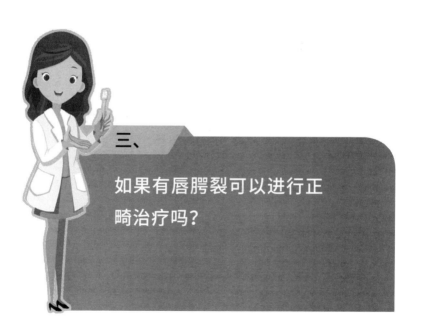

三、

如果有唇腭裂可以进行正畸治疗吗？

（一）情景再现

医生：你好，请问有什么问题需要咨询呢？

患者：您好医生，是这样，我先天就有唇腭裂（见图4），做了手术，做了好像不止一次，当时医生跟我说手术之后需要做正畸，所以就过来了。

医生：是这样的，因为正畸对于你的唇腭裂治疗来说是一个序列治疗。我刚刚看了你的病历，也联系了

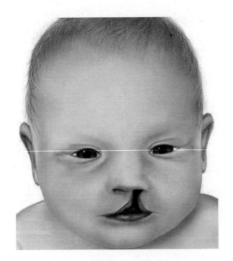

图 4   唇腭裂患儿面容示意图

你的外科医生，大致了解了一下
你的情况。请躺到牙椅上，我来
为你检查一下口腔内的情况。

患者：医生，为什么我已经做完手术有
一段时间了，可还是感觉"地包
天"很严重呢？

医生：单纯唇裂对牙齿的发育是没有影响的，或者说影响不大，并不是导致你反𬌗的主要原因。但如果是唇裂伴随腭裂和牙槽嵴裂，你的硬腭，也就是上牙腔和牙槽骨存在颌骨的不连续，颌骨发育会受到很严重的影响，牙齿的发育也是会受影响的。手术之后也有可能产生上颌骨发育不足、上牙弓狭窄，从而导致反𬌗，就是老百姓俗称的"地包天""兜齿"。所以说，这就需要我刚才跟你提到过的序列治疗，也就是在手术后需要做正畸。

患者：为什么唇腭裂会导致我的牙齿排列不齐呢？

医生: 首先, 颌骨发育不足, 牙弓狭窄会使牙齿没有足够的空间萌出, 从而导致牙齿萌出受阻甚至异位萌出。其次, 唇裂伴腭裂的患儿往往伴有牙槽突裂, 牙槽突内含有牙胚, 牙齿萌出时容易进入裂隙内而错位萌出, 这同样也会造成牙齿排列不齐。

患者: 医生, 那我的情况允许做正畸治疗吗?

医生: 根据临床检查、CBCT、X光头颅侧位片和全口曲面体层片显示, 您的情况是可以做正畸治疗的, 而且您的年纪还小, 身体还处于发育中, 相较于成年正畸,疗程会更短，效果会更好。

患者： 我的整个治疗过程会是什么样呢？

医生： 大体上会分四步，首先需要牵引上颌向前进行扩弓，为牙齿提供足够的萌出空间；其次进行牙齿的排齐及上下咬合关系的调整；接着进行牙位及咬合关系的精细调整，治疗完成后要佩戴保持器进行保持。如果扩弓无法得到足够的空间，可能会进行拔牙。当上颌牙列拥挤，就需要拔掉四颗前磨牙；若上颌牙列不存在拥挤，只需要拔掉下颌两颗前磨牙就可以。

患者： 那整个过程需要多长时间呢？

 医生： 常规来说，唇腭裂患者可能需要进行多次治疗，不是一次或者短时间内就可以纠正过来的。您的前期治疗效果很好，现在的情况不是很严重，目前整个过程一般会需要1～3年，时间也算不上很短，在此期间您需要保持良好的心态，认真维护口腔卫生，信任医生，术后要按医嘱佩戴保持器。

患者： 好的，谢谢医生，我会积极配合治疗的。

（二）总结

唇腭裂患者这样接受正畸治疗

唇腭裂是面部组织在产前的发育中未能成功联合或融合导致的，这是一种先天性障碍（见图5）。在大部分病例中，其成因尚不明确，患病的风险因子包括怀孕时吸烟、糖尿病、过胖、高龄产妇及特定药物等。唇裂与腭裂可在特定时期通过妊娠的超声检查而得知。

唇裂与腭裂可经由外科手术修复。唇裂手术通常会在出生后的前几个月进行，而腭裂手术则应在患者出生18个月内进行，同时还需配合言语治疗及牙齿保健。

经过恰当的治疗和照护，患者通常治疗成效良好。

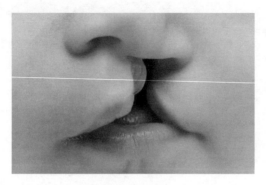

图 5　唇腭裂

　　唇腭裂发生的概率约是1000个新生儿中有1～2例，虽然唇裂患者中男性比例约为女性的两倍，但腭裂却多见于女性。唇裂病征俗称兔唇或兔瓣嘴，因为患者的面部表征类似兔子，然而此种说法常常被认为是非常具有冒犯性的，很容易导致患者的心理障碍。

唇腭裂的病因一般是遗传或环境因素，腭裂需要进行一系列程序治疗，由外科医生和正畸医生配合完成。腭裂术后很大程度上会出现上颌骨的发育不足，上颌牙弓狭窄，前后牙的反牙殆，以及牙齿排列不齐。这些症状不仅会影响容貌外观，也会影响咀嚼、呼吸甚至发音功能，需要患儿定期复查并及时治疗。

在这种情况下，术后正畸治疗的重要性和必要性可想而知，此治疗阶段可以帮助患者改善上下颌骨、牙弓之间的关系，恢复正常的咬合接触及牙齿排列，提高咀嚼功能，同时也可以改善患者的容貌外观，减少患儿的心理问题。

其实,正畸治疗对于唇腭裂的治疗总归是事后修补,预防唇腭裂的发生才是关键。那么,我们该如何避免唇腭裂的发生呢?

1. 营养平衡

母亲是胎儿唯一的营养来源。在怀孕期,均衡而多元化的饮食是非常重要的。怀孕时的一切饮食都会对婴儿产生影响,要多吃蔬菜和新鲜的水果,少吃含糖分、盐分和经过深加工的食物。

2. 情绪稳定

当孕妇出现忧虑、焦急、暴躁、恐惧

等不良情绪时，肾上腺皮质激素可能会阻碍胚胎某些组织的融汇作用，造成胎儿唇裂或腭裂。

3．疾病早治

有糖尿病、贫血、妇科病及甲状腺功能减退疾病的孕妇，要尽早治疗。

4．慎重用药

怀孕期间使用激素或抗肿瘤药物、抗组胺药物，均可能导致胎儿畸形。

5. 避免感冒

调查发现，很多唇腭裂儿的母亲在孕早期都患过感冒，这也是导致唇腭裂的重要因素之一。

6. 防范病毒

孕期妇女应特别注意预防风疹等病毒感染。

7. 远离辐射

青年夫妇在决定怀孕前3个月，要尽量避免接触辐射。

8. 戒除烟酒

一项研究表明，唇腭裂的产生是因为婴儿在胚胎时期上唇和上腭的发育受阻，而孕妇长期吸烟和酗酒导致胚胎发育异常是其中一个原因。

9. 把握好生育时机

医生表示，20岁以下和35岁以上的父母生出畸形儿的可能性最大，因为20岁以下还没完全发育成熟，而35岁以上女性生育力减退，致使染色体开始老化，因此，女性最好在25～30岁之间生小孩。

10. 重视婚检产检

结婚前最好通过婚检进行第一次筛查，发现双方的遗传疾病。此外，胎儿20～24周时，有经验的医生就可以从超声波检查中看出胎儿是否存在肢体残缺等较明显的畸形。

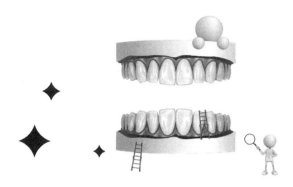

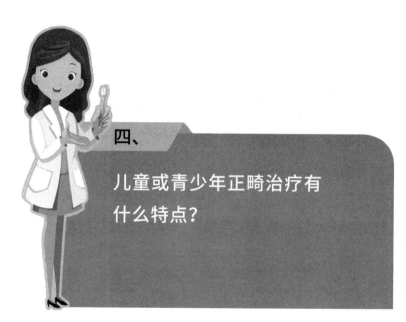

四、

儿童或青少年正畸治疗有什么特点?

（一）情景再现

医生：您好，请问您来此有什么问题需要咨询？

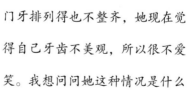

患者：医生，我女儿今年13岁，有往外突出的小虎牙（见图6），上下门牙排列得也不整齐，她现在觉得自己牙齿不美观，所以很不爱笑。我想问问她这种情况是什么原因导致的呢？

医生：人体生长发育过程中的遗传因素或环境因素，如缺牙、额外牙，

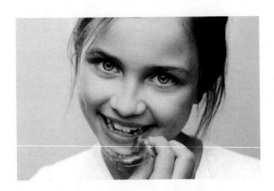

图 6　佩戴活动矫治器的儿童

口腔不良习惯、乳恒牙替牙障碍等原因，都可能造成上下颌骨大小形态异常、牙弓𬌗关系的异常、面型不美观等问题，进而导致患者出现心理问题。若是遗传因素导致的错𬌗畸形，治疗起来相对会困难及复杂些，请问您家中，是否有人也是这种情况呢？

患者：我家里没有人存在这种情况，那我家孩子可以通过正畸治疗把牙齿排列整齐吗？

医生：临床检查、CBCT、X光头颅侧位片和全口曲面体层片等检查结果显示，她是满足正畸治疗适应症的，而且她的口腔卫生维持得很不错。

患者：那整个治疗过程大概是什么样的呢？

医生：整个治疗过程大体上会分四步。由于您家孩子的牙齿属于重度拥挤，且虎牙很突出，位置也很高，首先需要拔除四颗四号牙获得缝隙，进行牙列的排齐；其次需要关闭余下的间隙，并进行初步的上下咬合关系调整；接下来调整牙弓形状和覆𬌗覆盖关系；最后，正畸结束后仍需要佩戴保持器进行治疗效果的维持。

患者： 我家孩子应该从什么时候开始正畸呢？

医生： 青少年时期是最佳矫正时机（见图7）。首先，孩子年龄小，有较大的生长潜力，牙齿移动更为容易，疗程短。其次，青少年治疗过程中疼痛敏感度低。再次，青少年的牙槽骨、牙根改建能力强，组织反应较快，牙齿大范围移动、骨性错𬌗畸形的治疗效果

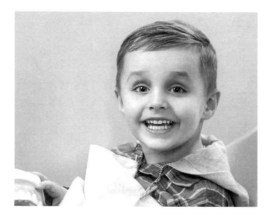

图 7　早发现，早治疗儿童错殆畸形

更理想。最后，相较于成人，青少年的牙齿和牙周组织更健康，可以起到事半功倍的效果。所以您家孩子可以从现在就开始治疗。

患者： 那整个过程需要多长时间呢？

医生：相较于成年人，儿童或青少年正畸的时间会更短。由于孩子年龄小，机体处于生长发育过程中，牙槽骨的密度较成年人低，牙根及牙槽骨中的成骨、破骨活动更为活跃，牙齿移动更为容易，故疗程短，一般情况下需要18个月左右。在此期间，家长需要帮助孩子维持一个健康的口腔环境，孩子要做到三餐后刷牙、按时复诊，治疗完成后也要按医嘱佩戴保持器。

患者：好的，谢谢医生，我会督促孩子配合整个治疗过程。

（二）总结

儿童或青少年正畸治疗的特点

目前，错𬌗畸形是一种较为常见的口腔疾病，其发病原因较为复杂，在我国临床上主要表现为不同程度的牙列不齐、牙齿错位以及上下牙弓关系异常等。错𬌗畸形不仅会影响其颅颌面的正常发育与口腔的健康，同时也会在一定程度上影响到口腔功能，对病人身心造成直接的负面影响。为此，对错𬌗畸形进行早期矫治是十分有必要的。

在妊娠期，若孕妇自身出现了营养不良的状况，就会在一定程度上影响到胎儿牙颌面的正常发育，严重时可造成胎儿牙颌面发育异常。在儿童时期，部分较为严重的急性疾病与慢性疾病也可能会影响到其牙、颌、面及全身的正常生长与发育。例如，若极度缺乏维生素 D 会降低儿童的钙磷代谢速度，导致儿童的颌骨、牙弓发育畸形。同时，甲状腺功能异常与垂体过大也会间接引发错𬌗畸形。

若儿童在日常生活中有吮拇指等不良习惯，这也会导致其前牙开𬌗或者是牙弓狭窄；若儿童幼时有长时间的吐舌或者是舔牙的习惯，就会导致其前牙开𬌗；若儿童有咬下唇的习惯，就会导致其前牙深覆盖或者是下颌后缩，长时间持续下去就会影响其面部外观，导致其颜面双侧出现不对称畸形的情况。

在替牙期,儿童会因局部障碍而诱发错𬌗畸形,如乳牙早失、乳牙滞留,这均会导致儿童在成长中发生错𬌗畸形。

错𬌗畸形带来的危害不仅是局部的,更是全身的,这要求我们必须予以重视。儿童或青少年时期正畸的好处有很多,如治疗难度小、运用的矫治器及矫治方法较简单、疗程短、疗效理想、治疗成本低,同时对患儿的面型、颌面部发育、口腔功能和心理健康都有很大的帮助。所以,建议家长们在孩子7岁左右就要定期进行正畸方面的检查,及时干预。让孩子在适合的年龄去改变,少走弯路,收获自信和健康。

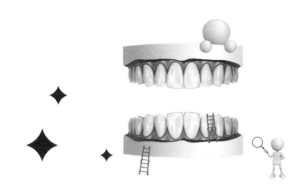

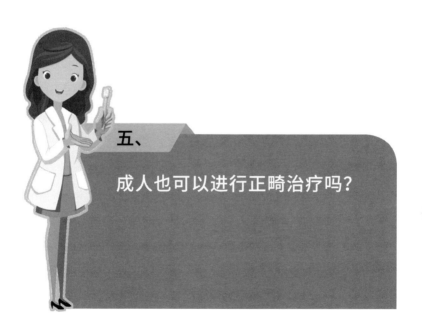

五、

成人也可以进行正畸治疗吗？

（一）情景再现

患者：医生您好，您看我现在已经四十
多岁了，还适合做正畸吗？

医生：是这样的，从理论上来讲，正畸
治疗不受年龄限制，我们接诊的
患者中也有很大一部分是成年人
（见图 8），而经过我们医生的评
估，这些成人中大部分都可以接
受正畸治疗。

患者：原来是这样，我小的时候没有这
个意识，现在有点后悔了，所以

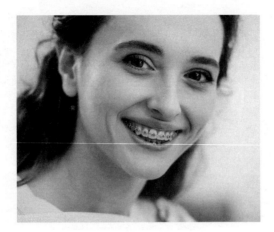

图 8　成人正畸

想问问我这个年龄还可以不可以矫正。那请问我牙齿的条件适合矫正吗？

医生：您这个年龄跟青少年相比，正畸的效果和效率可能会略微差一些，而且矫治时间会更长一些。

现在我为您检查一下口腔状况，请躺到牙椅上（见图 9）。您目前来看牙周状态不太好，有一些牙结石，平时刷牙出血吗？

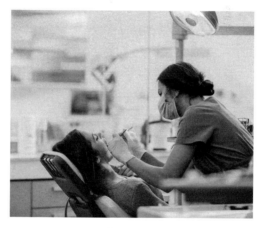

图 9　正畸治疗中的口腔检查

患者： 每次刷牙几乎都出血，还感觉嘴里有异味。

医生：我看您的后牙有补过的痕迹，而且两颗门牙中缝有龋洞。

患者：是的医生，我前面的门牙有时候咬东西会疼，后面那颗补过的牙杀过神经，已经三年多了。但是现在有时候不碰它也会觉得疼。

医生：我们在进行正畸治疗之前需要对您的牙周病先进行治疗，建议您先去牙周科洗下牙，因为我检查后发现你有轻度的牙周炎和牙结石，正畸治疗要求患者要有一个比较好的牙周状态，否则会对正畸过程中牙齿的移动产生不好的影响；另外，您也需要把前牙的洞补上，并且拍一张 X 光片观察一下那颗后牙的情况，看看需不需要重新进行根管治疗，关于这些您可以咨询牙体牙髓科，并做相应的处理。这些问题一定要在正畸治疗前得到解决，否则在正畸过程中会产生很大的麻烦。

患者: 好的医生，谢谢您的讲解和指导！

(二)总结

成人正畸治疗的特点

成人正畸治疗时间会比儿童和青少年更长。一般来说，儿童正畸需要一年左右，而成人正畸则大多需要两到三年，视牙齿情况复杂程度，时间可能还会更久。这是因为成人的牙槽骨已经基本发育完成，牙齿移动本身就会更缓慢，再加上颌面骨缝已变成骨融合，可塑性也较低，所以施加正畸力不能过急，医生会根据牙齿的具体情况来制订矫治方案。

儿童大多是被家长带着去正畸的，可能就是为了排齐牙齿。而成年人去正畸可能是为了美观，调整咬合或微笑线等。二者诉求不同，对于医生来说，方案制订的侧重点也就不同。为了美观，一些有职业特殊要求的成年人会选择隐形牙套进行矫正。隐形牙套几乎无法从外观上看出，在日常工作生活中也不会产生尴尬。但是隐形矫正的价格会比金属矫正贵上万元，这也是很多成人正畸时最纠结的地方。

事实上，目前正畸的主力军就是成年人，其中20～30岁的人最多。由于目前我国国民对牙齿的重视程度不足，或是被各种各样的谣言误导，认为成年后再进行正畸治疗是没有必要的。而且很多牙齿畸形的患者在青少年时期都得不到有效的干预治疗，结果成年后畸形愈发严重。实际上，牙齿矫正和年龄没有关系，有很多患者以为成年以后就不能矫正了，但是只要牙周健康，没有正畸的禁忌疾病，多少岁进行矫正都是可以的。因此有牙齿畸形困扰的患者应尽早去正规口腔医院检查矫正，否则畸形症状可能会随着年龄而更加严重，并且年龄越大，矫正时间就越长，所以应尽早矫治。

事实上，影响牙齿矫正的因素中，牙周、身体健康状态对治疗效果影响较大。人在一生中牙槽骨都在不断改建中，所以，不用担心年龄太大而不能做牙齿矫正。只是相对于青少年而言，成年人的矫正过程会稍微长一点。但成年人配合度较青少年高，最后的矫正效果很大程度上也会符合预期。

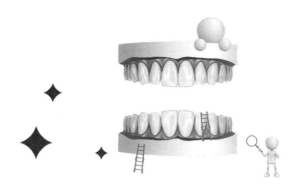

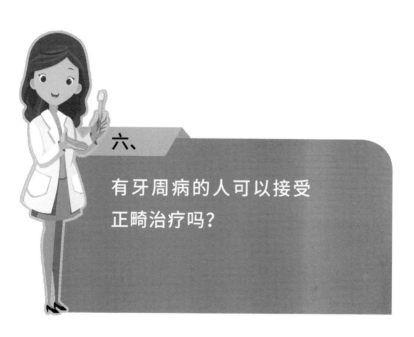

六、

有牙周病的人可以接受
正畸治疗吗？

（一）情景再现

患者： 医生，您好。我的牙齿不齐，我想通过矫正把我的牙齿排齐。但是我患有牙周病，我想咨询一下，我这种情况可以做矫正吗？

医生： 您好。我看您的牙齿情况（见图10），下前牙确实存在拥挤错位，牙龈也有轻微红肿。您的牙周病有可能也与您牙齿不齐，导致拥挤牙位清洁不彻底，菌斑滞留刺激牙周组织有关。

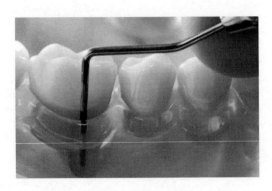

图 10　牙周探诊示意图

患者：您说得对，我下面的门牙有时确实感觉刷不干净，我也很苦恼。那医生有什么办法解决吗？

医生：首先，您需要拍一张全口牙列曲面体层片，看一下牙槽骨是否吸收，以及具体吸收情况；然后，您需要前往牙周科做一次彻底的龈上洁治和龈下刮治。即使有牙槽骨部分丧失，只要牙周组织健康，也是可以进行正畸治疗的。

患者：好的，医生。我还有一个问题，像我这种有牙周病的做矫正，会不会做的过程中牙就掉了啊？或者是做完之后牙更容易掉？

医生：那就需要您在矫正过程中和治疗后好好维护口腔卫生，定期去牙周科复诊，定期做牙周维护，这样就基本不会发生牙齿脱落的情况。

患者：医生，矫治后我需要戴多久保持器啊？

医生：有牙周病的正畸患者与一般患者

不同，需要长期保持，保持器在
吃饭的时候也要戴着。我们会为
您做一个舌侧保持，一般需终身
佩戴。

患者：我明白了，医生，那我先去拍一
张片子，然后去牙周科治疗一
下，再回来找您做正畸。

医生：没问题！

（二）总结

牙周病患者这样接受正畸治疗

牙周病是一种常见的口腔慢性疾病，其主要是我们的口腔清洁不到位导致的。

牙周病的产生不仅仅会危害我们的口腔健康，更会影响我们全身系统的健康，比较主要的包括心脏病、糖尿病、高血压，这些都跟牙周病有一定的关系。

最直观的是在牙齿矫正的过程中，如果牙齿清洁不到位，很容易导致牙龈萎缩，导致"黑三角"问题产生，可能最终通过牙齿矫正做出来牙齿非常整齐好看，但因为牙周不好，在开口时露出来的黑洞却是非常难看的。

　　牙周病无论对我们的口腔健康还是全身的健康都是非常重要的。所以，我们在平时一定要注意口腔卫生，学习正确的刷牙方式，养成良好的刷牙习惯，保持口腔健康，远离牙周病，远离牙周病导致的健康问题。

　　牙周病不是正畸的禁忌症，原则上，牙周病患者牙槽骨吸收不超过1/2，处在牙周静止期，牙周炎症得到控制，就可以进行正畸治疗。正畸治疗将拥挤的牙齿排齐，覆牙合覆盖矫治至正常，有利于牙齿生理自洁、控制菌斑、维护牙周健康。

　　在制订治疗计划前，应与牙周科医师共同讨论，多学科配合治疗。对治疗过程中出现的问题可经常会诊，与牙周科积极配合。对矫治前、中、后的牙周情况定期监控。在正畸治疗中，牙周病患者保持口腔卫生非常重要，矫治中的牙周情况也需要进行定期评价，并做好牙周维护。

对于牙周支持组织减少的患牙，要使用柔和且大小适宜的力，并有充足的支抗。治疗后需长期保持，且不允许保持时有过多的牙移动。一般采用舌侧丝固定保持器、个体化的夹板式保持器等。

那么我们该如何预防牙周炎的发生呢？

1. 有效刷牙，正确刷牙

选择牙刷也很重要，使用刷毛磨圆率

好的牙刷，有条件的最好用电动牙刷代替普通牙刷。这里推荐巴氏刷牙法（见图11）：

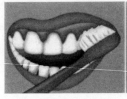
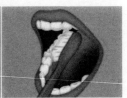

（a）牙齿与牙龈交接　（b）牙齿舌面刷牙方法
　　　位置刷牙方法

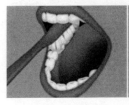
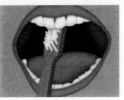

（c）咬合面的刷牙方法　（d）上前牙舌面刷牙方法

图11　巴氏刷牙法

① 拇指前伸比"赞"的手势来握持牙刷。

② 将牙刷对准牙齿与牙龈交接的地

方，刷上排牙齿时刷毛朝上，涵盖一点牙龈，牙刷作水平短距离的运动。刷下排牙齿时刷毛朝下，依照同样的要领。

③ 牙刷与牙齿呈45°～60°角，并轻压向牙齿，使刷毛的侧边也与牙齿接触，但刷毛不可被牙齿分岔。

④ 牙刷定位后，开始作短距离的水平运动，每两三颗牙前后来回刷大约十次。

⑤ 刷牙时张大嘴，直到看到上排右边最后一颗牙。由右后方颊侧开始，刷到左边；然后从左边咬合面、左边舌侧再回到右边舌侧，然后再到右边咬合面。如此有循序地刷便不会有遗漏。刷牙的顺序有一口诀：右边开始，右边结束。

⑥ 刷咬合面时，也是两颗两颗牙，来

回地刷。

⑦ 上颚后牙的舌侧是较不易被刷到的地方，刷毛仍要对准牙齿与牙龈的交接处，刷柄要贴近大门牙。刷右边舌侧时，刷柄自然会朝向左边，此时我们建议用左手刷右边的后牙舌侧，就顺手多了。

⑧ 此外，刷后牙的颊侧用同侧手，即刷右边颊侧用右手。左边颊侧用左手。同时刷柄可将脸颊撑开，以利视线。

⑨ 刷完上面的牙齿，再用同样的原则与方法，刷下面的牙齿。

2.牙线洁齿，饭后漱口

有很多人存在一个误区，以为认真

刷了牙就不用使用牙线了。这种想法是错误的，因为据研究表明，刷牙也只能清除50%～60%的菌斑，我们牙齿邻面，也就是我们俗称的牙缝，则无法得到有效清洁。我们应该在日常生活中培养正确使用牙线的良好习惯。餐后及时用漱口水或清水漱口，并用牙线将残余食物残渣清除掉，能有效减少菌斑产生。

3. 定期洗牙，并做口腔检查

洗牙是预防牙周病、牙龈萎缩最经济有效的方法，建议每年洗牙1或2次（见图12）每年做一次口腔检查，这样能及时发现口腔内的隐患，及时处理，以

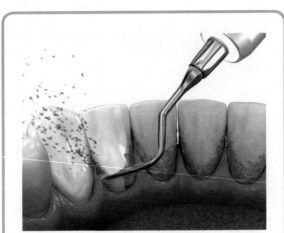

图 12　超声洁牙示意图

防病变。

4. 健康的饮食习惯

注意饮食结构要营养均衡，平时可多补钙，多吃蔬菜水果，少喝碳酸类汽水。

5.问题牙齿需尽早修复或拔除

　　缺失的牙要尽早修补，否则容易造成周边的牙齿移位或歪斜。已经无法挽救的牙齿要尽早拔掉，不良修复体和残根残冠要及时去除，免除后患。

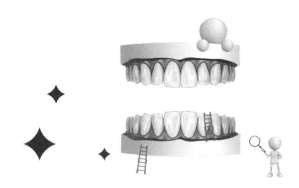

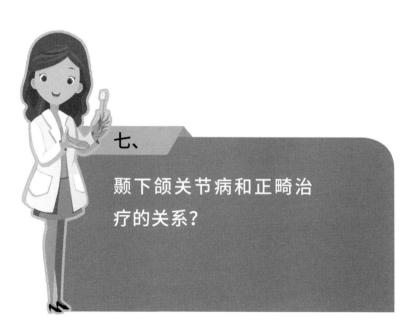

七、

颞下颌关节病和正畸治疗的关系?

（一）情景再现

患者：医生你好，我想问一下，我在吃饭的时候总能听见我下巴挂钩咔哒咔哒响，有的时候吃一些硬东西之后还会感觉一侧头疼，还张不开嘴，请问是什么病啊？

 医生：根据您的症状，我初步认为您患有颞下颌关节紊乱（见图13，图14），请躺在牙椅上，我来检查一下。后槽牙咬合不太好，前牙也有牙齿不齐，通过正畸将牙

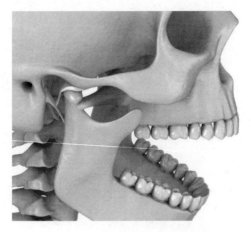

图 13 开口位颞下颌关节示意图

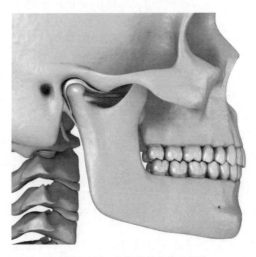

图 14 闭口位颞下颌关节示意图

齿排齐并改善咬合关系能解决您
所说的问题。

患者：原来是这样，那我关节现在的状
态能做矫正吗？

医生：是这样，正畸治疗属一种结构上
的调整，如果颞下颌紊乱源于咬
合问题的话，那么正畸就是一种
非常好的调整，可以让您的关节
变得更适应口颌系统。

患者：谢谢医生，我还想问一下，我有
一个朋友，他前几年也做了这个
矫正，一开始他没有任何症状，
但是做矫正后有一段时间，他就
说关节特别不舒服，张不开嘴，
想问一下医生这是怎么回事，是

不是正畸失败了啊？

医生：不能完全这样讲，因为颞下颌紊乱是很多因素共同作用的结果，我通过刚才大致的检查，判断您的主要问题是咬合，但这并不代表没有其他因素共同参与。也就是说无论做不做矫正，客观上来讲都是有可能患颞下颌紊乱的，如突然张大嘴吃东西，受了外伤，包括正畸，它是一个促发因素，而不是原发致病因素。所以说，很多情况下不能将责任归咎到医生头上。有些时候，当我们对患者的咬合进行调整以后，患者有可能对其适应能力较差，也可能是正畸过程中患者不适应，才产生了我们所谓的颞下颌关节紊乱。

患者：那这种病可以完全治好吗？

 医生：目前在医学上还没有百分之百了解它的病因和机制，所以说，全世界任何一个医生都没有百分之百的把握彻底治愈，目前的治疗手段都是对症治疗，也就是以消除您现在的症状为基础而开展的治疗。

患者：那如果我做正畸的话，请问需要拍片子什么的吗？

医生：目前来看是需要的，如果您决定治疗的话，我们会为您拍CT，

来判断您的颞下颌关节情况，并

且做必要的正畸数值测量，我也

会与颌面外科医生合作来为您制

订出一套正畸方案。

患者：我明白了，谢谢医生，我考虑一

下要不要做正畸。

（二）总结

颞下颌关节病和正畸的关系目前尚有争论

有的人认为正畸会引起颞下颌关节紊乱或者关节病变，支撑他们论点的论据是正畸治疗往往使用重力牵引或功能矫治固定，这些矫正器可能让下颌前移，但假如患者年纪偏大，关节改建较差，就可能造成一定的损伤。但也有人持反对意见，认为正畸不会引起关节问题。

因此，正畸前要做详细检查，包括磁共振、CT 或拍关节片，CT 主要检查骨的情况，磁共振可以分析关节盘的情况。病人对于治疗中可能产生关节的弹响、疼痛等，也要知情同意。正畸医生也要注意，若有明确的病变，最好与关节科医生或颌面外科医生联合会诊，从而制订矫正方案。

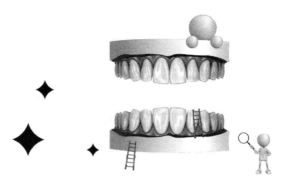

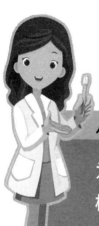

八、

为什么正畸治疗有时需要
植入微种植钉？

（一）情景再现

患者： 医生你好，我想问一下，我现在感觉自己有嘴突、龅牙的问题，笑的时候还会露出牙龈，感觉很难看，想做正畸矫正一下。

医生： 好的，请躺在牙椅上，我来检查一下。您的覆𬌗覆盖都很大，也就是您上下门牙的水平和垂直距离都很大，而且存在一些牙列拥挤，有露龈笑。在矫治

的过程中可能需要拔牙，而且
可能需要打种植钉（见图15），
能接受吗？

患者：拔牙我事先了解过，那请问什么
是种植钉，需要打在哪里呢？

医生：是这样，我们医生口中的"钉
子"或"种植钉"，正式名称为
"微种植体支抗"。这是一项新技

6mm

8mm

12mm

10mm

图15 不同型号的种植钉

术，微种植体现在是口腔正畸治疗的一种常用手段，技术很成熟，它一般植入牙槽骨内，也就是平时咱们常说的牙床的骨头里，凭借良好的生物相容性，在正畸过程中实现对牙齿移动的控制。通过我们医生的灵活应用，可以避免引起不期望的牙齿移动。

患者：啊？那往骨头里打钉子会不会很痛啊？

医生：正常来说，我们打钉子都是会打麻药的，手术的过程中不会很痛，可能会有一点点胀，等大概半小时麻药劲儿过了会有一点儿疼，两三小时之后就不疼了，如果很怕疼的话可以吃一点止痛药。

患者： 请问一定要打吗，有没有别的方法？

医生： 就您现在的情况而言，拔牙之后留下的间隙需要靠内收前牙来完成，而力需要一个锚定点，这就需要后牙承担。我们把这种产生力的情况叫作"支抗"，但是力的作用是相互的，我们后移前牙一定会导致后牙前移。通俗来讲，我们把这个过程中后牙出现前移的现象叫作"支抗丧失"。我们使用传统方式来防止后牙前移的话，效果相较于种植钉不是很好，种植钉是打到骨头里的，而且我们也可以通过打钉子来改善您所说的笑时露牙龈的现象。

患者：那我打完之后需要注意些什么呢？

医生：平时一定要注意认真刷牙，好好清洁，防止周围黏膜发炎导致钉子松动，如果出现这种情况就需要重新打一次。

患者：好的医生，十分感谢，我跟我家人商量一下决定是否做正畸，麻烦您了！

（二）总结

并不可怕的微种植钉

种植钉是一种直径在1.5～2.4毫米，长度为4～12毫米的微小钉子。现在市面上的种植钉主要分为两类：一类是自攻型种植钉，该类种植钉可以通过旋转自行切入槽骨；另一类是非自攻型种植钉，则需要使用特定工具留下钉道才能钉入。

许多人惧怕"种植钉"，因为有可能听起来让人觉得钉入会很疼，也有人担心钉子拆除后会留下空洞，难以恢复。其实这些问题并不需要过于担心。因为在种植钉钉入过程会打麻醉，钉入过程一般不会感到疼痛，但麻醉药失败后，会有一定的疼痛感。关于种植钉拆除后是否会留下空洞的问题，实际上一般是不会的，拆除种植钉后，依靠牙龈及牙槽骨自身的恢复力，小洞最终会逐渐愈合（见图16）。

患者在经过系统的正畸检查后，正畸医生会根据每一个患者的具体情况，精确设计一个矫治方案。为了达到治疗目标，每一颗牙都需要被精确地调整到设计位

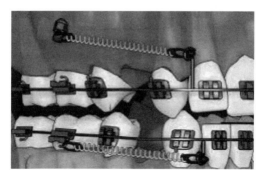

图 16　利用种植钉关闭拔牙间隙

置。在治疗中，一些复杂的牙齿移动或者特殊方向的牙齿移动对支抗的要求较高，单纯通过"戴牙套"来调整牙齿位置的话，即使是牙根多而粗壮的磨牙也可能会因为矫治的反作用力，出现一些非预期的牙齿移动。这时就需要正畸医生设计一颗微种植体，用种植钉来控制牙齿的精确移动。

微种植体的植入都会在局部麻醉下进行，具有创伤小、植入部位灵活的特点。在植入前，正畸医生会根据 CT 等影像学资料，对植入部位的骨质进行详细分析。研究表明，微种植体植入以及承载矫治力后，经过一系列反应，微种植体和骨骼间会形成良好的接触，使微种植体与骨骼间有良好的稳定性。在正畸治疗结束后，会去除口内的微种植体，牙槽骨会自然愈合。因此，规范的植入种植钉不会对牙齿和牙根造成损伤。

正畸过程中有很多情况需要植入微种植体（见图17）。

以下为常见的几种情况。

前牙后移：需要在治疗过程中后牙位置不动，拔牙间隙全部被前牙内收所占据

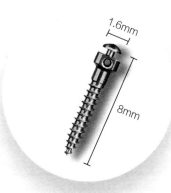

图 17　前牙内收常用种植钉

的情况（见图18）。

后牙前移：对于牙列中有间隙或拔牙间隙过大，需要将后牙前移，但又不希望前牙出现后移的情况。

前牙压低：常用于前牙过长，导致唇齿关系不协调、露龈笑的情况。

后牙压低：需要压低后牙，同时又需要避免伸长邻牙的情况。

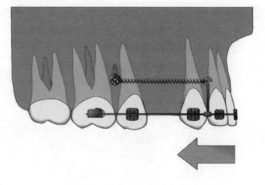

图18　利用种植钉内收前推

纠正中线：在间隙关闭的过程中需要调整中线，或单颌中线不齐，但又不希望对颌中线改变的情况。

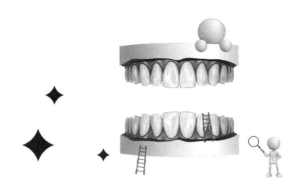

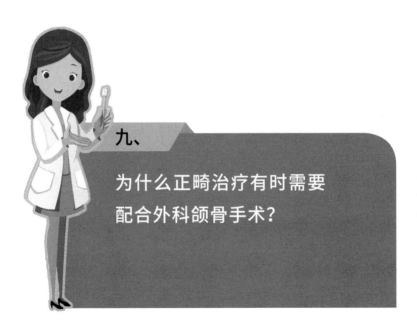

九、

为什么正畸治疗有时需要
配合外科颌骨手术?

（一）情景再现

患者： 医生您好，我有一些正畸相关的问题想要咨询。

医生： 当然可以，请摘下口罩让我检查一下。

患者： 医生，我有一点不好意思，因为我感觉我的畸形很严重，平时我也都是戴着口罩，小时候也经常被同学嘲笑。

医生： 不用害怕，我很能理解你的心情，我是医生，为你解决问题也是我的职责所在。

患者：好吧医生，麻烦您了。

医生：你现在最大的问题其实不是牙齿不齐造成的，而是你的下颌骨，也就是咱们平时说的下巴。你目前下颌骨的形态有问题，存在发育过度的问题，而且不知道你注意到没有，你下巴两侧是不对称的，一边长一边短，这都是骨骼发育的问题，而不是牙的问题。

患者：我明白了医生，那有什么方法可以解决吗？

医生：单纯的正畸，也就是说只戴牙套是不够的，需要配合手术，我们把这个叫作正畸正颌联合治疗（见图19）。

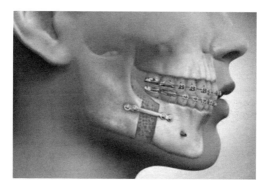

图19　正颌外科截骨示意图

患者：那做手术会不会存在什么风险啊，会很疼吗? 大致是怎样的过程呢?

医生：是这样的，凡是手术都会存在或大或小的风险。我们需要在手术前戴牙套，把你的牙齿排齐，去代偿，在这个过程中你可能会发现面型变得更凹，这时不要担心，这只是把你原有的地包天咬合打开，我们需要按照你手术后的形态建立新咬合。然后就可以做手术了，一般手术的过程就是会人工凿断你的下颌骨，然后让它后退，再固定住。一般术后一周还是比较疼的，正常进食很受影响，会很遭罪。等过了这段时间就好了，可以吃流食，最后慢慢恢复。

我这里有几位接受过正颌手术患者的案例，你可以看一看，决定是不是要做这个手术。如果你决定了的话，我们会请颌面外科医生一起为你制订一套方案，共同解决你的问题。

患者： 原来变化这么明显，简直就是换脸！好的医生，我跟家人商量一下，尽快给您答复，十分感谢！

（二）总结

正畸正颌联合治疗

正畸医生常说的骨性畸形无法单纯靠正畸治疗矫正，必须配合正颌手术才能获得理想效果，这种治疗全称为正畸正颌联合治疗。正颌外科的首要目标是矫正颌骨外形，重建咬合功能，同时改善面部协调性，增强美观性（见图20）。

正颌手术可以改善颌面部各类先天或后天发育畸形，如地包天（下颌前突）、上颌前突、下颌角肥大、下颌后缩、颏后缩、面部不对称畸形等。

正颌手术术式很多，最常用的是以下

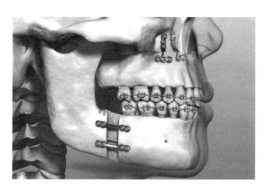

图 20　纠正骨性下颌后缩

三类：上颌 Le Fort I 型截骨术、下颌骨矢状劈开术（改善面下部外形和对称性），以及颏成形术（改变颏部突度和对称性）。

　　常见的双颌手术指的是以上三种手术的组合。单颌手术指的是单独的上颌或下颌手术。

　　现代正颌外科从 1950 年以后开始快速发展，目前已经形成了完善的学科体系。大多数手术不需要胃管和尿管，双颌手术后，80% 以上的患者可以次日出院。正颌手术术前要完成一系列检查，以确保手术安全。这些检查分为全身检查和专科检查。

全身检查包括：抽血（血常规、凝血、血糖）、心电图等。

专科检查包括：拍照（面部正面、斜侧面和侧面，牙齿咬合照片以及录像）、X 光片、CT 检查、取上下牙模型和咬合关系。

正颌手术是择期手术，务必要和医生充分交流，告知医生所有既往疾病、是否有食物或药物过敏、既往是否做过手术、是否吸烟，饮酒或有其他嗜好。隐瞒任何自身情况都可能会增加手术风险。

　　手术设计是正颌手术最关键的环节。术前正畸完成后，医生助理将协助患者制备牙齿模型，进行头部 CT 扫描。工程师会将这些数据转化为数字化模型。正畸医生、手术医生将和患者一起设计并确定最佳的手术方案。设计结果将以 3D 打印的方式转化为手术导板，确保手术结果与设计一致。

　　正颌手术采用全身麻醉，术中发生大出血和其他麻醉并发症的概率极低。全身麻醉是一种成熟、安全的麻醉方式。但任何全麻手术都有一定的风险，风险程度和患者本身身体状况及实施麻醉医生的专业程度有关。为了保证麻醉的效果和安全性，医生助理会在手术前安排麻醉医生和患者见面。请患者和麻醉医生详细说明健康状况，例如，糖尿病、心脏病、高血压、过敏、既往是否做过麻醉，以及平时服用的药物等情况，并配合麻醉医生的要求追加必需的检查。在手术前6～8小时，一般自午夜12点开始，遵守禁食禁水的要求。因为麻醉过程中，呼吸道的反射会消失，此时如果胃中有食物或水，很有可能发生呕吐，呕吐物会进入气管导致吸入性肺炎。手术中，麻醉医生和护士会持续监测患者的心跳、呼吸、血压和血氧，保障手术安全进行。

术中出血、术后肿胀、疼痛和感染是不可避免的并发症。医生将预防性地应用药物或采取其他措施，将术后反应控制在最小范围。

手术创口在口内，面部不会产生瘢痕，但为了减少创口感染风险，术后需食用10～14天流食，再过渡到正常饮食。这段时间内，患者的体重会略有下降。

正颌手术的最大风险是下唇及颏部麻木。既往文献统计结果显示，术后出现不同程度的下唇及颏部感觉敏感度下降的比例为25%。原因是手术中对支配此区域的感觉神经产生了刺激。外科医生在手术中会尽力保护神经完好，术后如有麻木感，需要及时向医生说明，尽早口服神经营养药物，有助于减轻症状，加快神经恢复。

正颌手术后，如果面部比例恢复正常，整体面型就会产生较为明显的改变。

此时，部分人会出现自我认同的问题。周围的朋友和亲人对于脸型的变化会有不同的评价，尽管有些负面评价是无心的，但仍会对患者造成心理压力。一般来说，年龄越小，适应性越强。30岁以上、社会交往较广泛的人群社会适应问题会较严重，有时需要半年以上才能恢复自信。因此，手术前后一定要和医生有良好的沟通。

正颌手术后一段时间，绝大多数人会特别关注自己面部的细节。正畸正颌联合治疗只针对颌骨和牙齿，软组织形态的变化难以控制。待手术完成至少六个月，面部肿胀完全消退后，若有改变软组织外形的额外治疗需求，可以寻求整形外科医生的帮助。

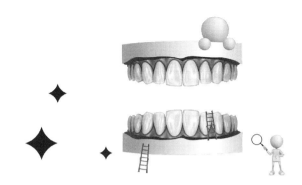

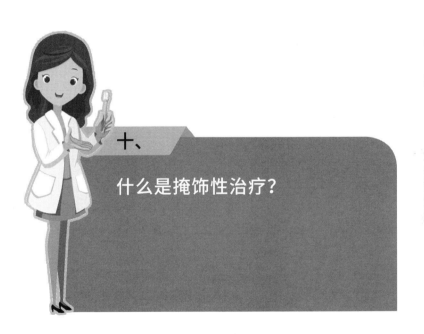

十、

什么是掩饰性治疗？

（一）情景再现

 医生：你好，请问有什么问题需要咨询？

患者：您好医生，我感觉我的牙有地包天，所以想找您看看。

 医生：好的，请躺到牙椅上，我为你检查一下。是这样的，你具体是下巴发育的问题，主要原因不在于牙，而是你的下颌骨有发育过度的现象。

患者：那请问该怎么矫正呢？

医生：既然这个是骨骼的问题，我们一般会采用正畸正颌外科联合治疗的方式，也就是要求在戴牙套的同时做手术，人工凿断你的下颌骨，然后把它往后退，再固定，这样你的下巴就后退了。

患者：我从小就比较体弱多病，小时候就做过不少手术。而且我现在工作特别忙，不太有时间能做。医生您看看有没有别的方法，我还是不太想做手术。

医生：方法是有的，我们称为掩饰性治疗，就是依照你现在的面型，如你现在是下巴突，上颌骨凹，我们就通过矫正牙齿的方法，把你的上牙拽出来，下牙推回去，起到掩饰你骨骼畸形的目的。通常如果你不想做手术的话，就可以采取这种方法。但是效果上可能会稍差一些，并且效果会因人而异。

患者：原来是这样，我明白了医生，我确实觉得自己的脸型不太好看，但是也没那么太严重，感觉差不多就可以，不期望有多好的效果，主要是现在前牙咬东西也不太舒服。

医生：如果是这样的话，那这种方法比较适合你，我这也有一些跟你一样不想做手术患者的病例，你可以看一下，能不能满足你的要求。

患者： 我感觉完全可以，虽然比不上做手术的效果，但是就我而言，对这个结果已经很满意了，稍差一些也都无所谓，我决定就这么做了。

医生： 好的，你先去拍一个 X 光和 CT，然后回来给你拍照和取模型，我根据这些设计好方案就可以给你戴牙套了。但是我需要提前告诉你的是，如果你现在选择了做掩饰矫正，那就没有反悔再做手术的机会了，因为这是两个完全不一样的方案，最好先仔细考虑一下再作决定。

患者： 好的，那我再好好想一想，谢谢医生！

（二）总结

不动骨头的掩饰性治疗

一般想要完美解决骨骼问题，最直接的方法就是正颌手术，但是很多患者会抗拒通过手术改善。

对于这种情况，在可以处理的前提下，我们会建议采用掩饰式正畸治疗，可以通过改变牙齿的排列或者牙齿的倾斜度来掩盖一些轻中度的颌骨畸形，以达到整体的平衡。在解决排牙问题的同时，还可以稍微改善一下外观。

掩饰性正畸是牙齿矫正的一种，是针对骨性畸形采用的牙齿矫正的方式，不动骨头，只通过牙齿的反方向排列来掩饰颌面骨骼的异常（见图21）。

同样是解决颌面问题，掩饰性治疗和正颌手术二者的区别在于：

掩饰性治疗牙齿移动的方向和正颌所做的正畸牙齿移动方向是相反的，且掩饰性正畸的方式费用较低，风险也较小，比起正颌手术切开骨段的方法更容易被患者

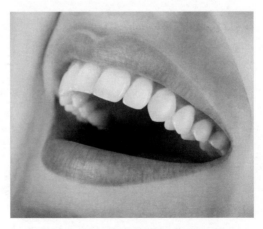

图21　通过调整牙齿来掩饰颌骨发育畸形

接受。所以说，某些情况下，掩饰性正畸是可以替代正颌手术的：

（1）轻微骨性问题

颌面问题不重的话，做掩饰性正畸就能获得良好的效果，没必要做风险较大的正颌手术。

（2）混合型

既有骨性原因也有牙性原因，牙性原因较大的情况可以做掩饰性正畸进行改善。

但也有一些情况，掩饰性正畸是无法替代正颌手术的：

（1）骨性地包天

掩饰性正畸是不能解决颌骨发育畸形问题的，如果是较为明显的地包天问题，掩饰性正畸的效果并不会太好。

（2）严重骨性问题

骨性问题较严重时，掩饰性正畸能起到的效果很小，此时更建议使用正颌手术进行改善。

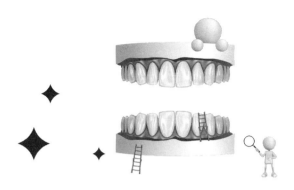

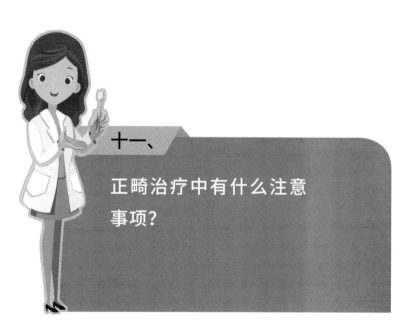

十一、

正畸治疗中有什么注意
事项？

（一）情景再现

患者：医生，我刚戴完牙套，感觉嘴里好不舒服，会一直这样吗？有什么解决办法吗？

医生：不会一直这样的，人的口腔黏膜适应能力是很强的，戴个三五天就能完全适应，不会有明显的异物感了。

患者：那医生您说我平时吃饭都需要注意些什么？

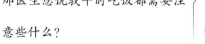

医生：不要啃东西，不要吃硬物以及黏性大的食物，苹果等较硬的水果要削成块吃，甲壳类海鲜比如螃蟹也不能直接啃食，带骨的肉类也不能直接啃食，以免导致托槽掉落。

患者：那牙上粘的那个托槽不小心掉了怎么办？

医生：如果能找到，要清洗干净装好，然后及时到医院复诊；如果不慎丢失或吞咽的话，也应该及时来医院就诊，重新配置。

患者：哦，原来是这样，我听矫正过牙齿的朋友说，过一段时间弓丝可能会非常扎嘴，请问该怎么办？

医生：建议您准备正畸保护蜡，一般网上和医院都有卖的，按照说明揉成团，放在感觉扎嘴的地方就可以了。另外，由于弓丝和托槽的存在（见图22），可能会导致口腔黏膜溃疡，如果感觉疼痛可以使用外用贴剂进行治疗。

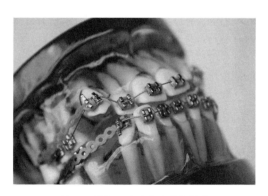

图22　模拟正畸治疗的牙齿模型

患者：好的医生，还有什么需要注意的吗？

医生：刚戴上牙套或者每次复诊换完弓丝，头几天会感觉牙齿酸痛不敢吃东西，这是正常现象，一般2～3天，最多一周后，这种疼痛就消失了，所以不用担心。然后需要强调的是每天饭后都应该认真刷牙（见图23），具体的刷牙方法我会发给您，并且可以给自己配一个冲牙器。并且要注意按时复诊，如果复诊间隔时出现难以忍受的剧烈疼痛以及其他突发情况，应该尽快来院就诊。

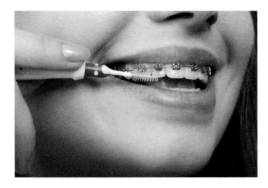

图 23　正畸治疗过程中要注意保持口腔卫生

患者：好的医生，我会遵从医嘱，十分

感谢您的讲解！

（二）总结

正畸治疗中的8点注意事项

1. 正畸治疗初期的不适感

正畸治疗开始的1～2周内，有不适酸痛感均属正常现象，不必太过担心。初次戴用矫治器后及每次复诊加力后，牙齿出现轻度反应性疼痛、酸胀、不适或松动等，也属于正常反应，一般会在3～7天内减轻或消除。如有其他严重不适，可能是正畸力加载过大或其他原因导致牙髓炎或牙髓坏死，需要与主治医生联系。

2. 正畸治疗中必须按照医嘱定期复诊

　　乳牙期的简单矫治时间一般在半年左右，恒牙期的全面治疗通常在两年左右。一般戴上固定矫治器（见图24）后需每4周复诊一次，活动矫治器每2～4周复诊一次。若不按时复诊或长期不复诊，牙齿将不会移动或出现异常变化，则不能达到预期效果。

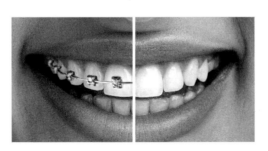

图 24　固定矫治器

3.正畸治疗中饮食的注意事项

正畸治疗期间，一般饭菜均可食用，但不宜食用黏性食物，大块及较硬的食物尽量切成小块食用，否则容易造成矫治器脱落或损坏。

4.正畸治疗中的突发状况及应对方法

矫治器可能对口腔黏膜、颊、舌等软组织有轻微的摩擦或刺激会造成疼痛，数日后即可适应。若是因结扎钢丝末端竖起而刺伤软组织，可将之轻轻按倒，切不可用力过大，否则可能导致托槽脱落。若发现因锁槽、带环松动脱落，或弓丝折断等情况而影响到口腔功能时，应及时与主治医生联系，以确定是否需要就医处理。

5. 正畸过程中要小心保存您的矫治器

矫治器是由较为贵重的特殊材料经专业技术人员手工精密制作而成的，有些矫治器如锁槽则是成套进口，患者切勿自行改动矫正装置的形状或结构。如果使用的是活动矫治器或隐形矫治器，取下时务必将矫治器放进保护盒中，切勿随意包在纸巾里或随处丢弃，以免造成损坏或遗失。

6. 按照医嘱正确使用矫治器

应认真遵从医嘱，按时、按规格更换橡胶牵引圈，以保证矫治的顺利进行，切勿随意自行增减矫治力。如果治疗需要使用其他正畸装置，如橡皮圈、前牵引面具、头帽、J钩、面弓、颏兜等，请每天必须戴足医生指定的时间，并按照医生指导正确使用，防止受伤。

7. 正畸中需保持良好的口腔卫生

每天早晚、每次进食后及复诊前应按照正确的刷牙方法，将牙齿上的软垢及食物残渣刷洗干净，否则极易导致牙齿表面脱钙、龋坏、缺损、牙龈炎和牙周炎，甚至引起牙齿的松动或脱落，影响治疗的效果。推荐使用正畸专用牙刷，养成有序刷牙的习惯，以避免漏刷某些牙齿，刷完后应对镜检查是否还有食物残渣嵌在锁槽里。推荐使用牙线，以清洁牙齿邻面。

8. 隐形矫正的注意事项

隐形矫治的患者，每天佩戴隐形牙套的时间不能少于22小时，除进食和刷牙时摘下，其余时间均需认真佩戴。通常每2周为一个疗程，结束后应在主治医生的指导下佩戴新的牙套。隐形矫治器需经常清洗，取下牙套后用牙刷及牙膏在凉水中清

洗牙套，必要时可用专业清洁片浸泡。切

勿使用热水清洗，否则可能会导致牙套

变形。

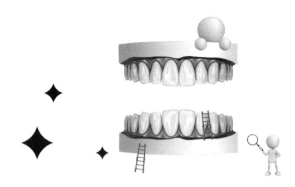

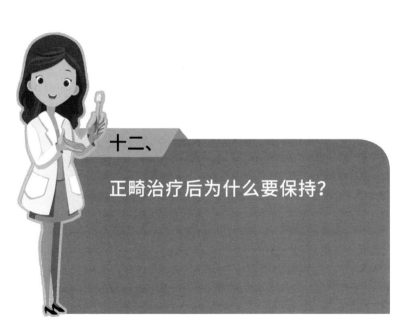

十二、

正畸治疗后为什么要保持？

（一）情景再现

患者：医生您好！我的牙套都戴了两年了，牙齿已经齐了，什么时候可以摘呀？

医生：是这样的，我刚才给您做了一个全面的检查，目前您牙齿的情况符合我们摘除矫治器的标准，近期就可以摘除矫治器了。

患者：那医生，我摘完牙套之后是不是就没事了，什么都不需要戴了呢？

医生： 其实不是这样的，固定矫治器摘除之后还需要戴一个保持器（见图25）。

患者： 保持器？什么是保持器？

医生： 正畸完成后，牙齿的移动虽已到位，但牙根周围软、硬组织的改建尚未完成，包绕牙根的纤维尚处于扭曲拉伸的状态，它们会将

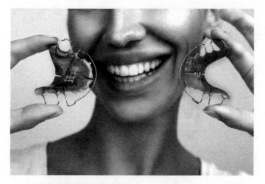

图25　正畸治疗拆除矫治器后必须佩戴保持器以防复发

牙齿拉回到原来的位置，也就是我们常说的复发。为减少或避免复发，在摘除矫治器后，还必须佩戴一段时间的保持器来保持矫治的效果，直到牙周组织改建完成。

患者：哦，原来是这样呀！那我知道了，谢谢医生。那我大概需要戴多久呢？

医生：是这样的，一般拔牙患者需要戴两年左右，第一年24小时佩戴，第二年夜间佩戴就可以；不拔牙的患者只需戴一年就可以了。

患者：好的，十分感谢医生，我听明白了，我一定好好戴保持器。

（二）总结

不可或缺的保持阶段

错颌畸形矫正之后，牙和颌骨都有退回到原来位置的趋势，正畸临床上将这种情况称为复发。为了巩固牙颌畸形矫治完成后的效果，保持牙位于理想的美观及功能位置而采取的措施称为保持，它是矫正过程中不可或缺的一个重要阶段。矫治以后要进行保持的主要原因有以下几个方面：

① 牙齿矫正后有退回到原来位置的倾向。

② 矫治后牙齿周围的骨骼及邻接组织的改建需要一定时间。

③ 颌平衡尚未建立。

④ 口腔卫生不良习惯尚未改正。

⑤ 生长型及性别对矫治效果的影响。

⑥ 第三磨牙的萌出。

⑦ 正畸治疗超过牙颌正常限度导致疗效不稳定。

目前常用的保持器有三种：Hawley保持器（见图26）、压膜保持器（见图27）、舌侧丝保持器（见图28）。

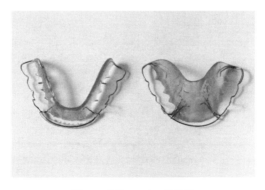

图26　传统Hawley保持器

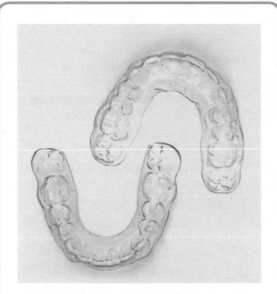

图 27　负压压膜保持器

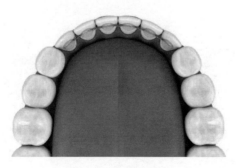

图 28　舌侧丝保持器

戴保持器还需要注意以下几点事项：

1. 戴用方法

透明压膜保持器戴入的方向是从前往后，取的方向则是从后向前，由里往外（见图29）。一些人在刚戴上保持器的时候会出现不舒服、干呕、吐字不清晰等情况，不必太过担心，这种情况过几天就会

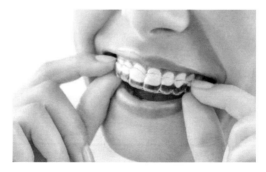

图 29　采用正确的方法双手佩戴保持器

缓解。

2. 饮食方面

吃饭的时候一定要取下保持器，吃完饭清洁口腔后再戴上，以免保持器出现异味。为了避免保持器染上色素，最好不要在佩戴保持器时饮用有色饮料，如咖啡、可乐等。也不要吃过冷或过热的食物，以免保持器发生变形。

3. 清洁要求

保持器也是需要仔细清理的，取下时最好用温水冲洗，冷水不易冲洗干净，也不能使用热水，容易烫坏保持器，可用柔软的小头牙刷轻轻刷去保持器上的唾液以及可能存在的异物，佩戴保持器前最好能重复清洁一遍，也可以用假牙清洁剂浸泡保持器。

4.保存

不佩戴时应妥善保存保持器。出行时最好携带保持器盒子，保持器盒子易携带，且材质较硬，不易受挤压变形，可以很好地保护保持器。平时在家里可将其置于有盖子的杯子内（盖子可以防止异物掉入杯中）。保持器不佩戴时，应清洁完毕后放置于干净的水中保存，干燥的环境不利于保持器寿命延长。

5.复诊要求

遵医嘱进行复诊，每次复诊都要携带保持器给医生检查，医生会检查保持器是否变形。如有保持器破损变形等突发情况，需要及时联系主治医生再做一副。